揭秘呼吸道中的"挑衣冠"

主编 徐保平

人民卫生出版社
·北京·

图书在版编目（CIP）数据

揭秘呼吸道中的"捣蛋鬼"/ 徐保平主编 . —北京：
人民卫生出版社，2021.10
　ISBN 978-7-117-32274-4

　I.①揭…　II.①徐…　III.①呼吸系统疾病－诊疗
IV.①R56

中国版本图书馆 CIP 数据核字（2021）第 207438 号

人卫智网　www.ipmph.com　医学教育、学术、考试、健康，
　　　　　　　　　　　　　　　购书智慧智能综合服务平台
人卫官网　www.pmph.com　人卫官方资讯发布平台

揭秘呼吸道中的"捣蛋鬼"
Jiemi Huxidao Zhong de "Daodangui"

主　　编　徐保平
出版发行　人民卫生出版社（中继线 010-59780011）
地　　址　北京市朝阳区潘家园南里 19 号
邮　　编　100021
E - mail　pmph @ pmph.com
购书热线　010-59787592　010-59787584　010-65264830
印　　刷　北京顶佳世纪印刷有限公司
经　　销　新华书店
开　　本　889×1194　1/16　印张　2　插页　1
字　　数　52 千字
版　　次　2021 年 10 月第 1 版
印　　次　2021 年 11 月第 1 次印刷
标准书号　ISBN 978-7-117-32274-4
定　　价　35.00 元

打击盗版举报电话：010-59787491　E-mail：WQ @ pmph.com
质量问题联系电话：010-59787234　E-mail：zhiliang @ pmph.com

（前）（言）

　　在当前新型冠状病毒肺炎（简称新冠肺炎）疫情全球流行的背景下，呼吸道感染性疾病备受关注。能引起呼吸道感染的有多种病原体，如细菌、病毒、非典型性病原体、真菌等。在"健康中国2030"行动的大背景下，呼吁科普教育、普及健康知识势在必行。由中华医学会牵头的儿童健康科普专家组将会承担起帮助读者提高科学素养、培养健康意识的责任，面向广大家长和儿童推出系列绘本。

　　儿童呼吸道感染性疾病的病因构成与成人不同，病毒及非典型病原体感染占比高达80%，且引起的发热、咳嗽、咽痛等一组症状尤为相似，为临床诊断和治疗带来困惑，同时这类病原体往往传染性强、波及面广，是疾病防控的主要挑战之一。因此，本绘本由此入手，深入浅出地阐述引起儿童常见呼吸道感染的病原体的类型及特点，并介绍了病原体检测技术——核酸检测的方法及原理，以此来呼吁广大家长和儿童对疾病的本质加强认识，增强自我防护意识、掌握防护技能，并在医务专业人员的帮助下及时辨明病因，实现精准有效治疗。

中华医学会儿科学分会呼吸学组

国家呼吸系统疾病临床医学研究中心

2021年10月

致 家 长

  在孩子的世界里，他们对一切都充满了好奇心，而他们遇到问题时通常第一时间会向父母寻求答案。人们常说父母是孩子的第一任老师，孩子早期获取的知识以及他们对世界的认知大多来源于自己的父母。当孩子生病时，家长的表现不知不觉会影响孩子面对病痛的态度，家长的焦虑、迷茫和慌张可能也会使得孩子更加担心、害怕。本绘本希望能够带领家长和孩子在"疾病"这一主题和场景下，在如同游戏般轻松的阅读过程中，对疾病的本质加深认识，进而减轻担忧和焦虑。与此同时，我们也希望这些"不一般"的经历可以带来"不一样"的馈赠，在孩子幼小的心灵中埋下探索奥秘、追求科学的种子。

主编

2021年10月

名词解释

呼吸道感染：是指致病微生物侵入呼吸道并进行繁殖导致的感染，根据感染部位分为上呼吸道感染和下呼吸道感染。前者包括鼻炎、咽炎和喉炎，后者包括气管炎、支气管炎和肺炎。

病原体：可造成人或动物感染疾病的微生物，包括细菌、病毒、衣原体、支原体、寄生虫、真菌等。

纳米：是长度单位，1纳米等于1米的十亿分之一，100纳米大约相当于人类头发丝直径的五百分之一。

飞沫传播：是指病原体附着于飞沫上，借助飞沫在空气中的飘浮而传播的方式。

接触传播：是指直接与传染源接触或接触被传染源的排出物及分泌物等污染的日常生活用品而造成的疾病传播。

R0：是基本传染数，指在流行病学上，假设在没有任何防护措施，同时所有人都没有免疫力的情况下，一个初次感染某种疾病的人，会把疾病传染给其他多少个人的平均数。R0的值越大，代表这种疾病越容易传播。

潜伏期：是指接触病原体（可以是微生物或化学制剂、辐射等）后，在有明显的症状和体征前所经过的时间。

耐药性：又称抗药性，指微生物、寄生虫以及肿瘤细胞对于化疗药物作用的耐受性，耐药性一旦产生，药物的治疗作用就明显下降。

核酸检测：是指通过查找患者的呼吸道标本、各种体液中是否存在外来入侵的病原微生物的核酸，来确定是否被病原微生物感染的一种检测方法。

精准医疗：是指考虑到个体基因、环境和生活方式等差异而进行疾病预防和治疗的新型医疗模式。

DNA：即脱氧核糖核酸，是由4种脱氧核糖核苷酸经磷酸二酯键连接而成的长链聚合物，是遗传信息的载体。

RNA：即核糖核酸，是由4种核糖核苷酸经磷酸二酯键连接而成的长链聚合物，是遗传信息的载体。

多重PCR：即多重聚合酶链式反应，是指通过一次PCR反应同时对多个靶标进行扩增，结合不同的检测手段对扩增产物进行检测从而实现对多个靶标进行诊断的技术。

混合感染：是由2种或2种以上不同病原体造成的感染，可分为同时感染和依次感染。

病原体中文名称与英文缩写

中文名称	英文缩写	中文名称	英文缩写
鼻病毒	RV	副流感病毒	PIV
冠状病毒	CoV	偏肺病毒	MPV
甲型流感病毒	IAV	博卡病毒	BoV
乙型流感病毒	IBV	衣原体	Ch
呼吸道合胞病毒	RSV	肺炎支原体	Mp
腺病毒	AdV		

主要人物介绍

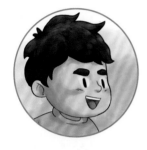

小海

男孩，5岁，活泼可爱，天真好奇，小脑袋里装满了"十万个为什么"。

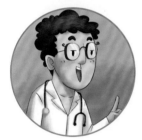

眼镜医生

年轻的儿科医生，博学睿智，幽默开朗，对小朋友耐心又温柔，深受小朋友欢迎。

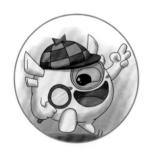

小倍

眼镜医生的得力助手，采用"基因检测——多重核酸检测技术"快速准确地侦查出导致呼吸道感染的"真凶"。

扫一扫
听故事

5岁的小海生病了，
咳嗽、发热、气喘、喉咙痛……
别提多难受了！

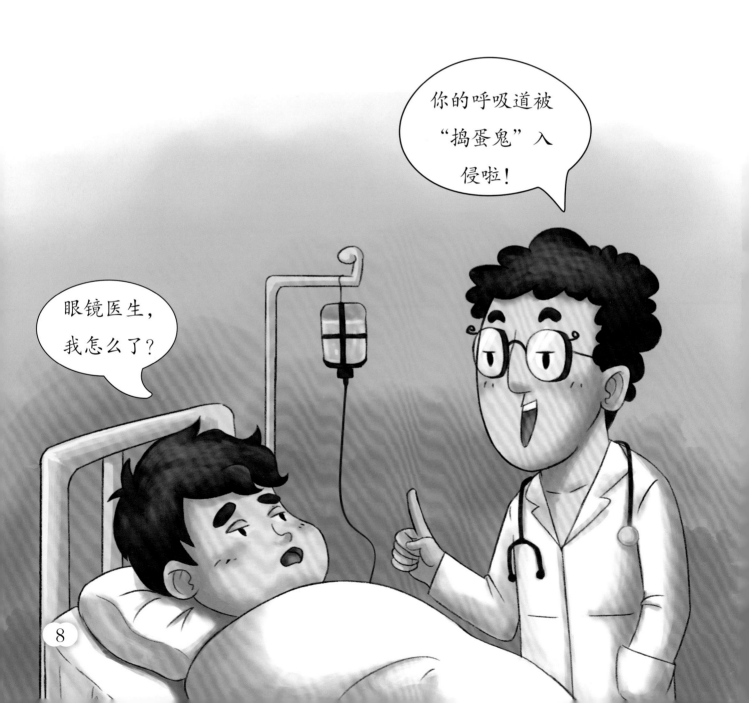

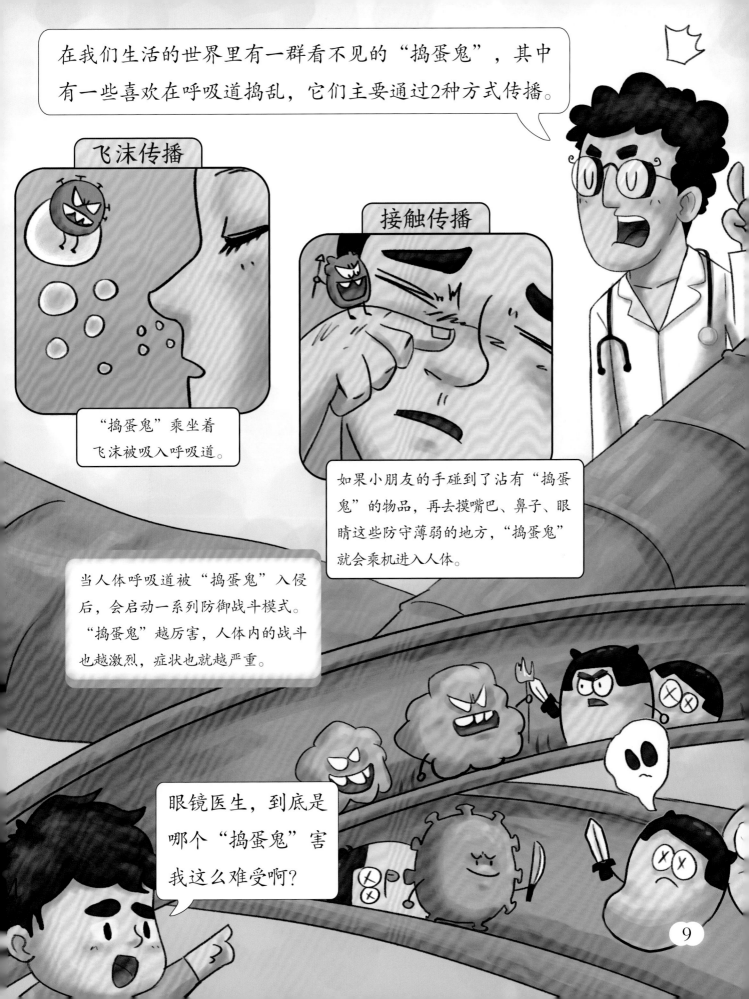

在我们生活的世界里有一群看不见的"捣蛋鬼"，其中有一些喜欢在呼吸道捣乱，它们主要通过2种方式传播。

飞沫传播

"捣蛋鬼"乘坐着飞沫被吸入呼吸道。

接触传播

如果小朋友的手碰到了沾有"捣蛋鬼"的物品，再去摸嘴巴、鼻子、眼睛这些防守薄弱的地方，"捣蛋鬼"就会乘机进入人体。

当人体呼吸道被"捣蛋鬼"入侵后，会启动一系列防御战斗模式。"捣蛋鬼"越厉害，人体内的战斗也越激烈，症状也就越严重。

眼镜医生，到底是哪个"捣蛋鬼"害我这么难受啊？

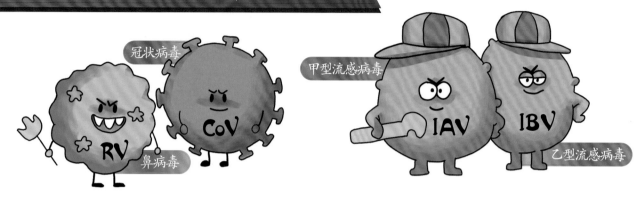

—— 普通感冒"二人帮" ——　　　　—— 擅长流窜作案的"流感病毒大军" ——

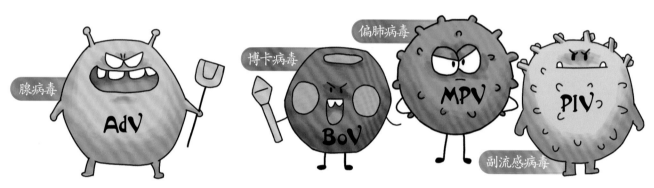

—— 诡计多端的"花式捣蛋王" ——　　　　—— 伪装巧妙的"三人帮" ——

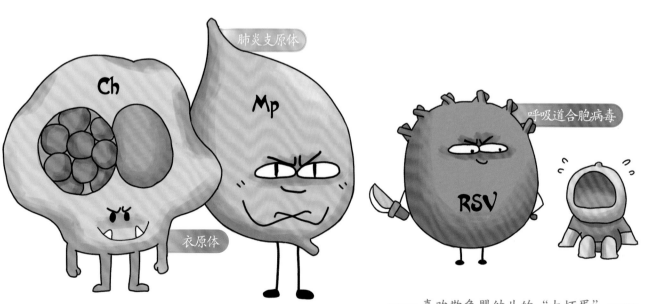

——身份特殊的"大块头"——　　　　—— 喜欢欺负婴幼儿的"大坏蛋" ——

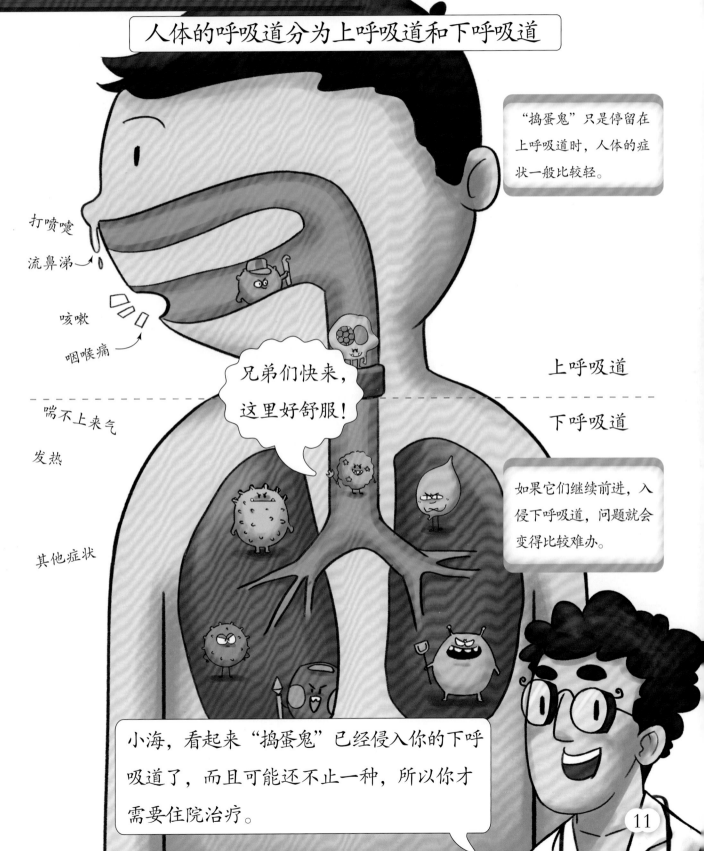

人体的呼吸道分为上呼吸道和下呼吸道

"捣蛋鬼"只是停留在上呼吸道时，人体的症状一般比较轻。

打喷嚏

流鼻涕

咳嗽

咽喉痛

兄弟们快来，这里好舒服！

上呼吸道

下呼吸道

喘不上来气

发热

其他症状

如果它们继续前进，入侵下呼吸道，问题就会变得比较难办。

小海，看起来"捣蛋鬼"已经侵入你的下呼吸道了，而且可能还不止一种，所以你才需要住院治疗。

11

最常见的是
普通感冒"二人帮"

鼻病毒和冠状病毒是引起
普通感冒的主要原因。

中文名：鼻病毒
英文名：Rhinovirus（RV）
种类：肠道病毒属，单链RNA病毒
形状大小：球形，直径15~30纳米
传播能力：R0 1.2~2.7 ★★★
活跃时间：一年四季
捣蛋指数：★★

1953年，美国约翰·霍普金斯大学的学者Winston Price 从一些发生轻度呼吸道感染的护士鼻腔中第一次发现这种病毒。

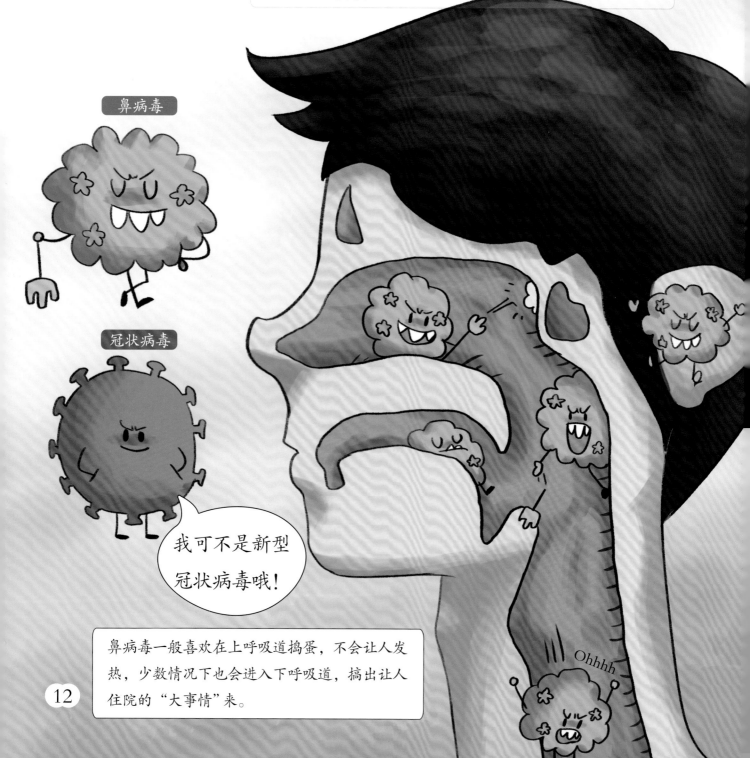

鼻病毒

冠状病毒

我可不是新型
冠状病毒哦！

Ohhhh

鼻病毒一般喜欢在上呼吸道捣蛋，不会让人发热，少数情况下也会进入下呼吸道，搞出让人住院的"大事情"来。

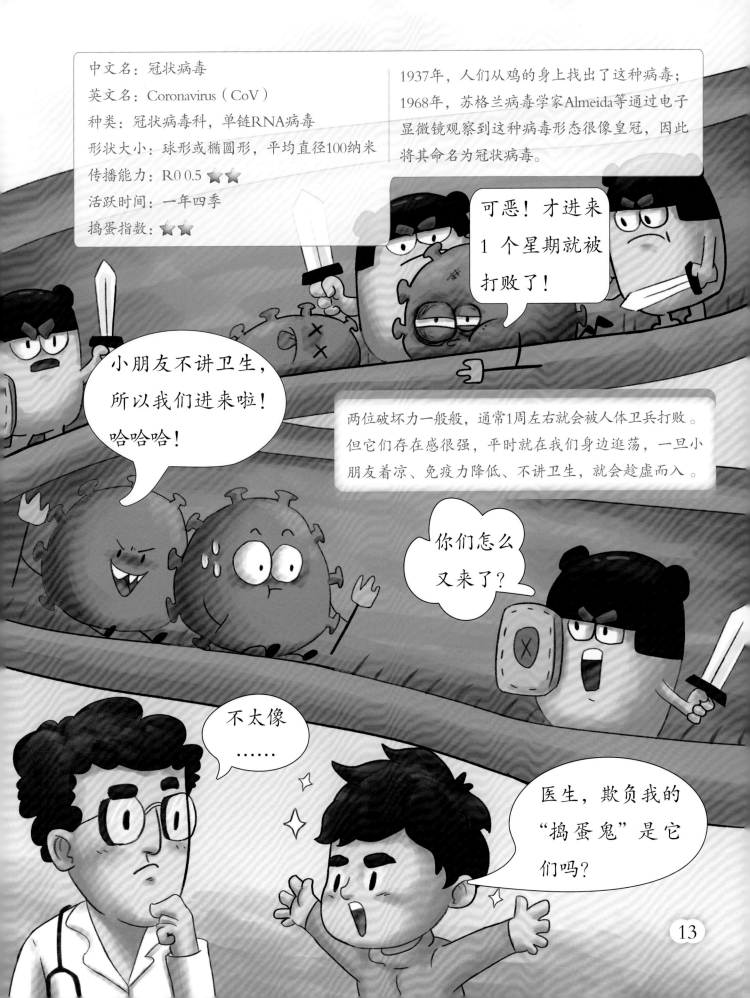

擅长流窜作案的"流感病毒大军"
主要由甲型流感病毒和乙型流感病毒两大阵营组成

中文名：甲型流感病毒（俗称：甲流病毒）

英文名：Influenza A Virus（IAV）

病原体成员：H1N1、H3N2为首的多个亚型

种类：正黏病毒科，单链RNA病毒

形状大小：球状，直径80~120纳米

传播能力：H1N1 R0 1.4~1.6 ★★★★★

H3N2 R0 1.8 ★★★★★

活跃时间：北方以冬季为主，南方以春季为主，华中地区以冬季和夏季为主

捣蛋指数：★★★★★★

1933年英国科学家Smith、Andrewes和Laidlaw在雪貂身上发现了甲型流感病毒。

更凶猛

凶猛

甲流病毒与乙流病毒
它俩外观几乎一模一样，但性格、脾气却相差不少。

流感与普通感冒
流感是"流行性感冒"的简称，虽然听起来和普通感冒差不多，但实际上，流感不仅更易"流行"，而且破坏力更大。

流感会让人高热不退，还可能造成肺炎、脑炎等并发症。

H3N2

H1N1

流感病毒军团由数十个不同的小部队组成，其中甲流病毒军团中的H1N1、H3N2最为著名：出场次数多、破坏力强。

14

中文名：乙型流感病毒（俗称：乙流病毒）
英文名：Influenza B Virus（IBV）
病原体成员：包括多种亚型
种类：正黏病毒科，单链RNA病毒
形状大小：球状，直径80~120纳米
传播能力：R0 0.8 ★★★
活跃时间：北方以冬季为主，南方以春季为主，
　　　　　华中地区以冬季和夏季为主
捣蛋指数：★★★★

1936年，美国病毒学家Francis发现乙型流感病毒。

走开!

你知道吗？

"甲流"并不是人类的"特权"

鸟类和猪也有可能感染
鸟类会感染H5N1病毒
猪可以感染H1N1病毒

流感病毒破坏力大又容易传播，如果怀疑自己、家人或朋友得了流感，一定要尽快检查和治疗，并且注意隔离、防护。

你的家人、同学都没有出现相似的症状，患流感可能性不大。

喜欢欺负婴幼儿的"大坏蛋"
——呼吸道合胞病毒

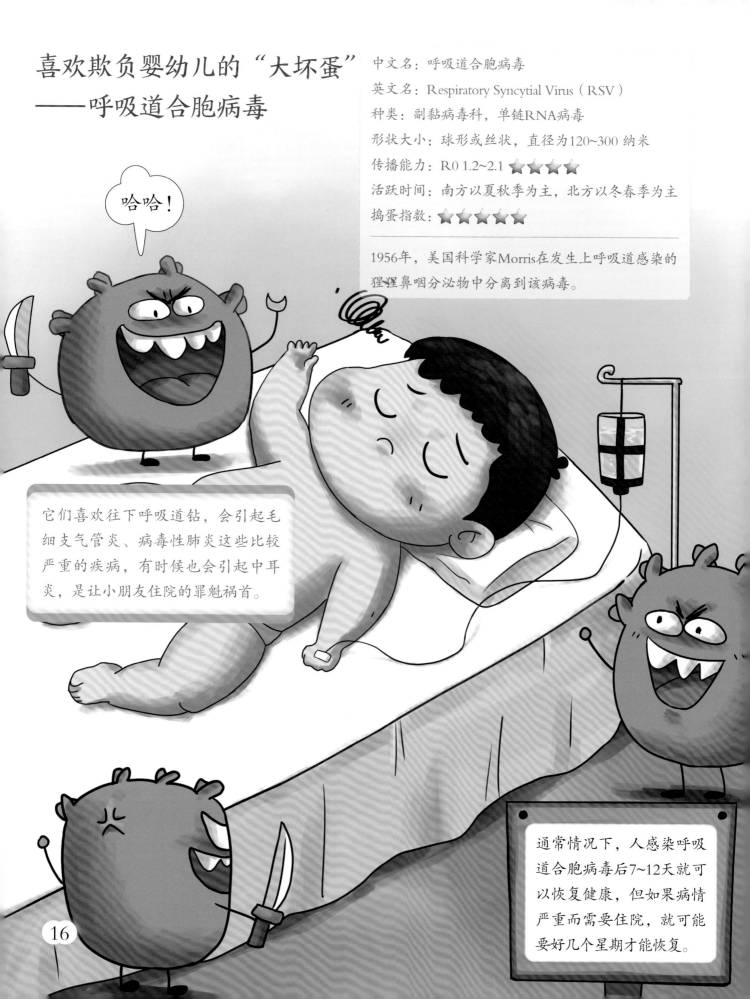

中文名：呼吸道合胞病毒
英文名：Respiratory Syncytial Virus（RSV）
种类：副黏病毒科，单链RNA病毒
形状大小：球形或丝状，直径为120~300纳米
传播能力：R0 1.2~2.1 ★★★★☆
活跃时间：南方以夏秋季为主，北方以冬春季为主
捣蛋指数：★★★★★

1956年，美国科学家Morris在发生上呼吸道感染的猩猩鼻咽分泌物中分离到该病毒。

哈哈！

它们喜欢往下呼吸道钻，会引起毛细支气管炎、病毒性肺炎这些比较严重的疾病，有时候也会引起中耳炎，是让小朋友住院的罪魁祸首。

通常情况下，人感染呼吸道合胞病毒后7~12天就可以恢复健康，但如果病情严重而需要住院，就可能要好几个星期才能恢复。

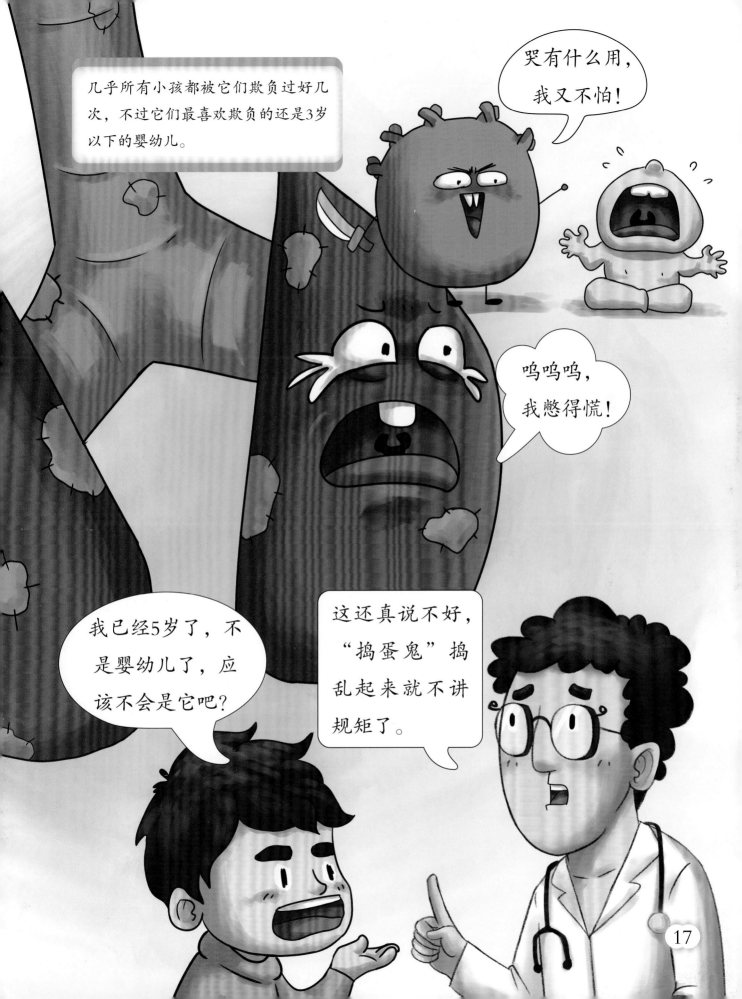

诡计多端的"花式捣蛋王"
——腺病毒

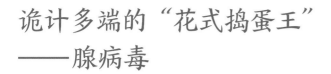

中文名：腺病毒

英文名：Adenovirus（AdV）

成员：包括100多个成员，分为7个亚型

种类：腺病毒科，双链DNA病毒

形状大小：球形颗粒，直径70~90纳米

传播能力：R0 2.34 ★★★★★

活跃时间：常在冬季末期、春季和夏季早期暴发

捣蛋指数：★★★

腺病毒最早是于1953年从人类腺样组织中找到的，所以命名为腺病毒。

腺病毒的传染性都快赶上新型冠状病毒了！

感冒症状

阿嚏

腺病毒会引起类似感冒的咳嗽、发热症状。

胃肠炎

就是这么好奇！

对儿童来说，腺病毒家族中的3型、7型是危险分子，可能会引起重症肺炎，不能掉以轻心。

重症肺炎

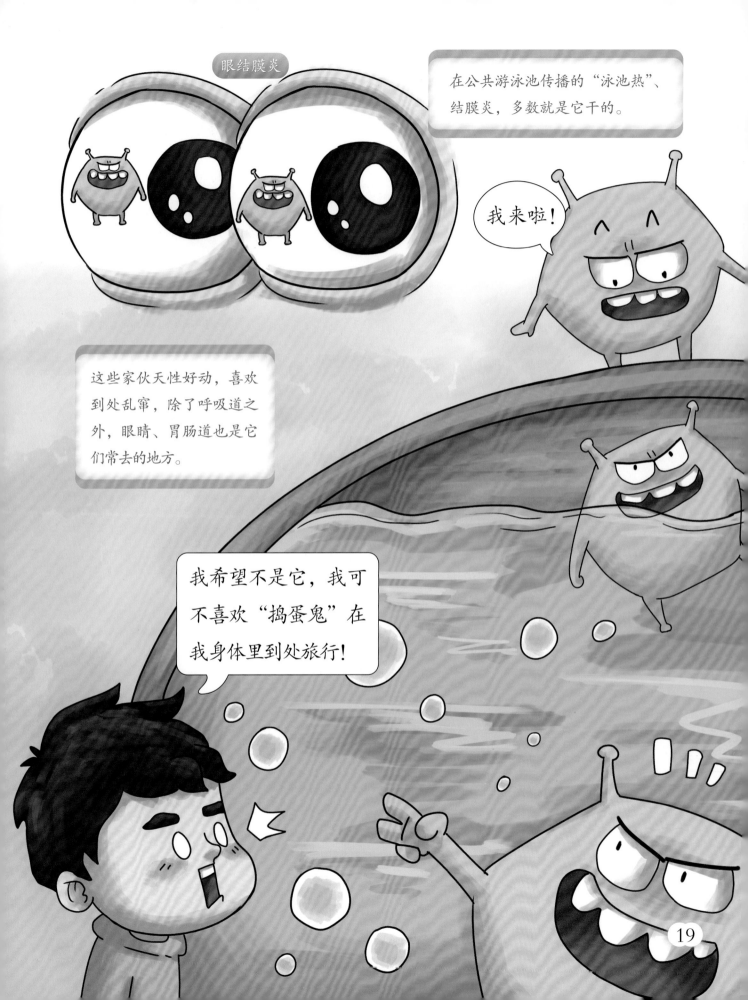

伪装巧妙的"三人帮"

偏肺病毒——呼吸道合胞病毒的"小学弟"

中文名：偏肺病毒

英文名：Metapneumovirus（MPV）

种类：副黏病毒科，单链RNA病毒

形状大小：球状或丝状，大小不一，平均直径为209纳米

传播能力：R0 1.27 ★★★★

活跃时间：以深冬、春季为主

捣蛋指数：★★

2001年荷兰科学家Van den Hoogen首次从婴儿嘴巴、鼻腔的黏液中发现了偏肺病毒。

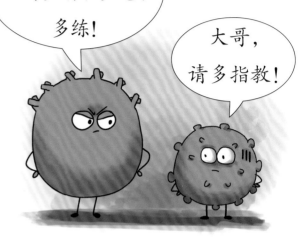

副流感病毒——流感病毒的"小误会"

中文名：副流感病毒

英文名：Parainfluenza Virus（PIV）

种类：副黏病毒科，单链RNA病毒

形状大小：圆形，大小不一，直径为150~250纳米

传播能力：R0 2.3~2.8 ★★★★★

活跃时间：一年四季

捣蛋指数：★★★★

1956-1961年人们在研究儿童呼吸道疾病过程中利用细胞和血培养技术发现该病毒。

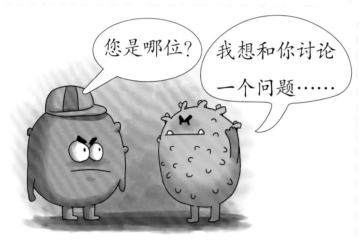

博卡病毒——病毒团里的"小跟班"

中文名：博卡病毒

英文名：Bocavirus（BoV）

种类：细小病毒科，单链DNA病毒

形状大小：二十面体，18~26纳米，无包膜

传播能力：未知

活跃时间：以秋冬季为主

捣蛋指数：★★

20世纪60年代初人们就已经在动物中发现了博卡病毒。2005年，瑞典科学家Allander等发现人体内的博卡病毒的氨基酸序列与牛细小博卡病毒和犬细小博卡病毒相似，因此命名为人博卡病毒。

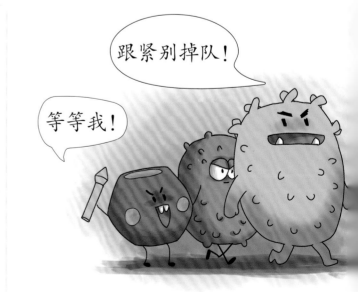

偏肺病毒——呼吸道合胞病毒的"小学弟"

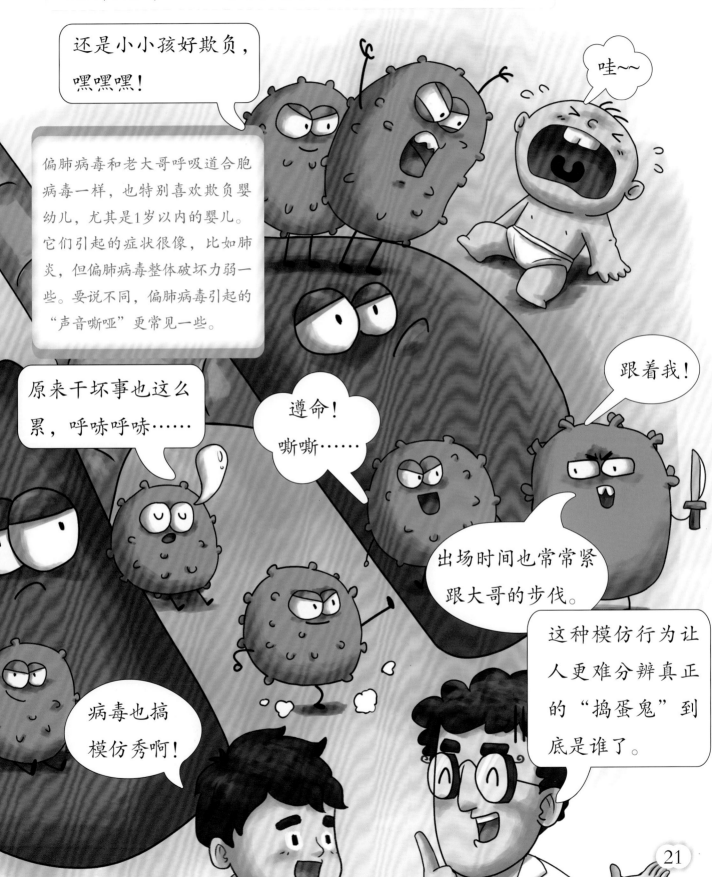

还是小小孩好欺负，嘿嘿嘿！

哇～～

偏肺病毒和老大哥呼吸道合胞病毒一样，也特别喜欢欺负婴幼儿，尤其是1岁以内的婴儿。它们引起的症状很像，比如肺炎，但偏肺病毒整体破坏力弱一些。要说不同，偏肺病毒引起的"声音嘶哑"更常见一些。

原来干坏事也这么累，呼哧呼哧……

遵命！嘶嘶……

跟着我！

出场时间也常常紧跟大哥的步伐。

这种模仿行为让人更难分辨真正的"捣蛋鬼"到底是谁了。

病毒也搞模仿秀啊！

副流感病毒——流感病毒的"小误会"

虽然副流感病毒和流感病毒从名字看起来很像亲戚，但随着科学的进步，人们逐渐认识到它俩其实根本不是一回事——出身不同，性格不同，破坏力也不同。相似的，就只剩名字了！

> 谁给我起的名，好气哦！

副黏病毒科

> 人们的认识难免被时代所局限，没办法。

正黏病毒科

副流感病毒非常活跃，无处不在，比流感病毒更"流行"。

由于人体应对副流感病毒的战斗模式比较特殊，可能会引起喉炎，小朋友会发出吃力的、带有共鸣声的、金属般的、刺耳的咳嗽声，有点类似小狗的叫声，被称作"犬吠样咳嗽"，听起来就非常难受。

> 副流感病毒也很喜欢让小朋友住院，在呼吸感染界排名第三。

> 咦，我不想学小狗叫！害我住院的不是它吧？

> 希望不是，不过目前还没有实际证据，我们继续往下看。

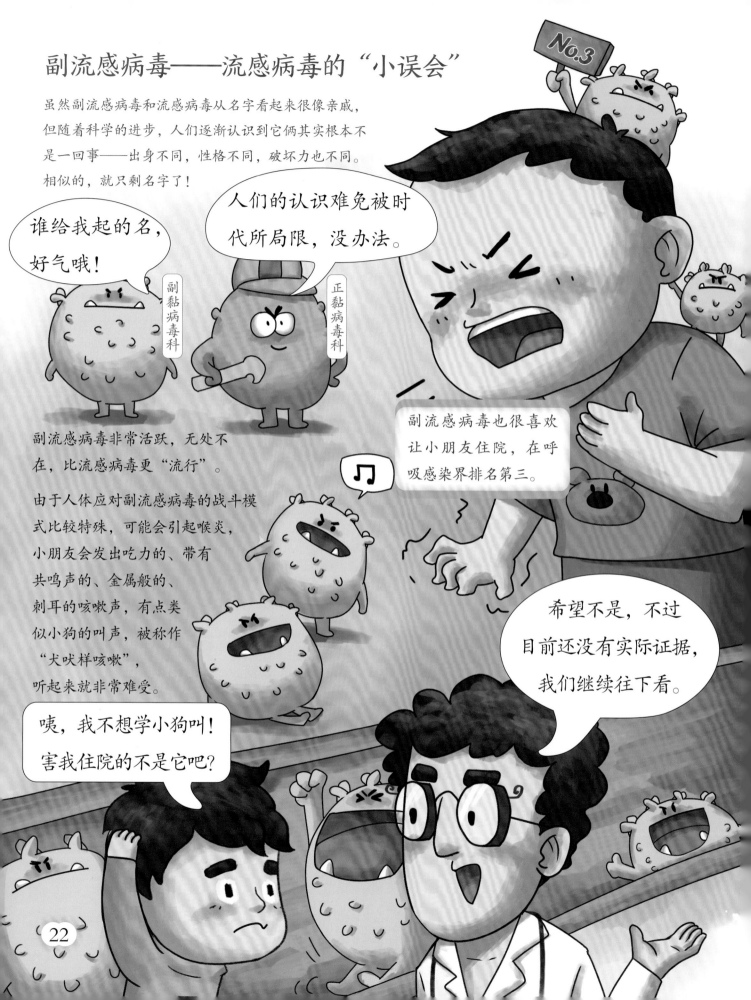

博卡病毒——病毒团里的"小跟班"

博卡病毒个头很小，大约10个博卡病毒加起来只有1个呼吸道合胞病毒那么大。

如果只是单纯看它们引起的症状，很像感冒，没什么特点。

与众不同的是，它们特别喜欢和其他病毒结伴行动。
科学家经常在感染其他病毒的患者身体里发现博卡病毒的踪影。

这个嘛，目前还没有完全研究清楚，科学家还在继续探索。

那它们到底是捣蛋的主力还是帮凶呢？它们厉害吗？

身份特殊的"大块头"

中文名：肺炎支原体

英文名：Mycoplasma Pneumoniae（Mp）

种类：支原体科

形状大小：细胞呈狭长形，长1 000~2 000纳米，宽100~200纳米

传播能力：R0 1.7 ★★★

活跃时间：全年，秋冬季更多

捣蛋指数：★★★★

1944年科学家发现引起"非典型"肺炎的病原体，命名为肺炎支原体，是希腊语中"霉形体"意思。

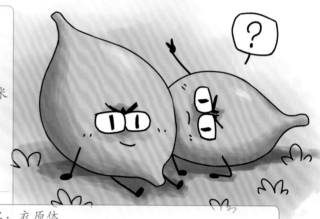

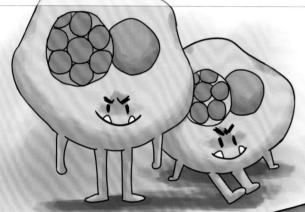

中文名：衣原体

英文名：Chlamydia（Ch）

成员：包括沙眼衣原体和肺炎衣原体

种类：衣原体科

形状大小：多呈球状、堆状，直径300~500纳米，
　　　　　无细胞壁，有细胞膜

传播能力：R0 0.7 ★★

活跃时间：一年四季

捣蛋指数：★★★★★

1957年我国科学家汤飞凡首次从鸡胚中分离出沙眼衣原体；20世纪60年代，科学家在研制预防沙眼的疫苗过程中发现了肺炎衣原体。

这两位相比于其他"捣蛋鬼"，身形巨大。
它们身份特殊，不属于细菌，也不属于病毒，自成一派。
而且，它们相当任性，一年四季不分时间、场合和对象，想搞破坏就搞破坏。

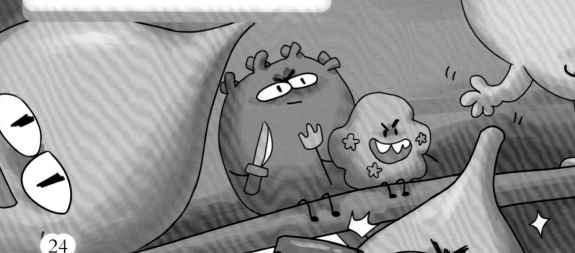

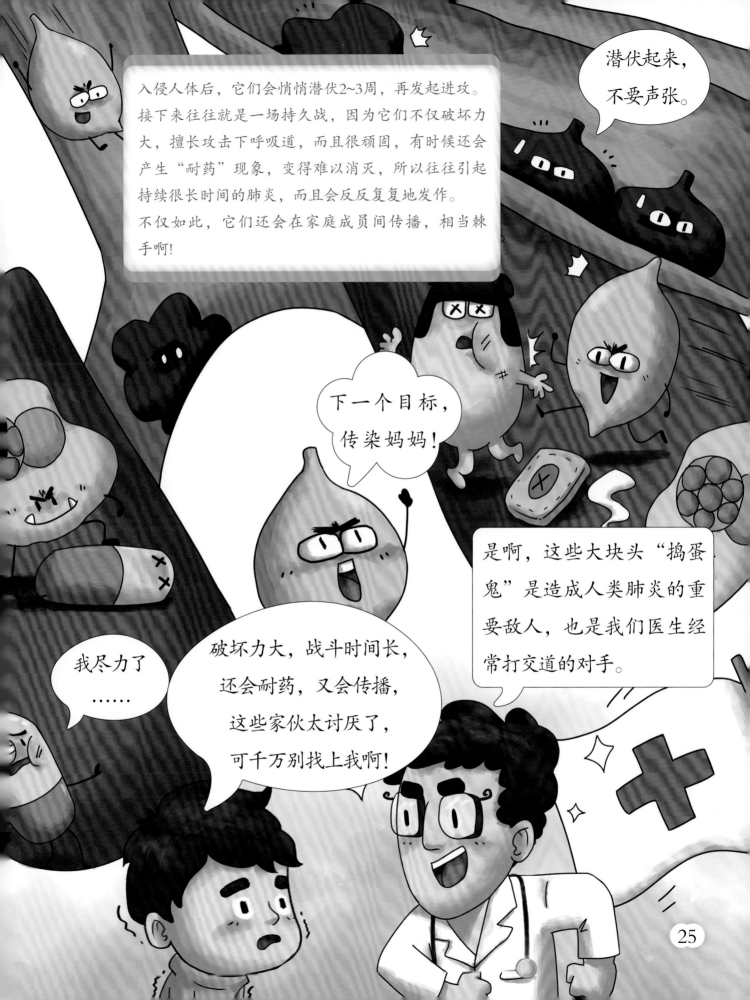

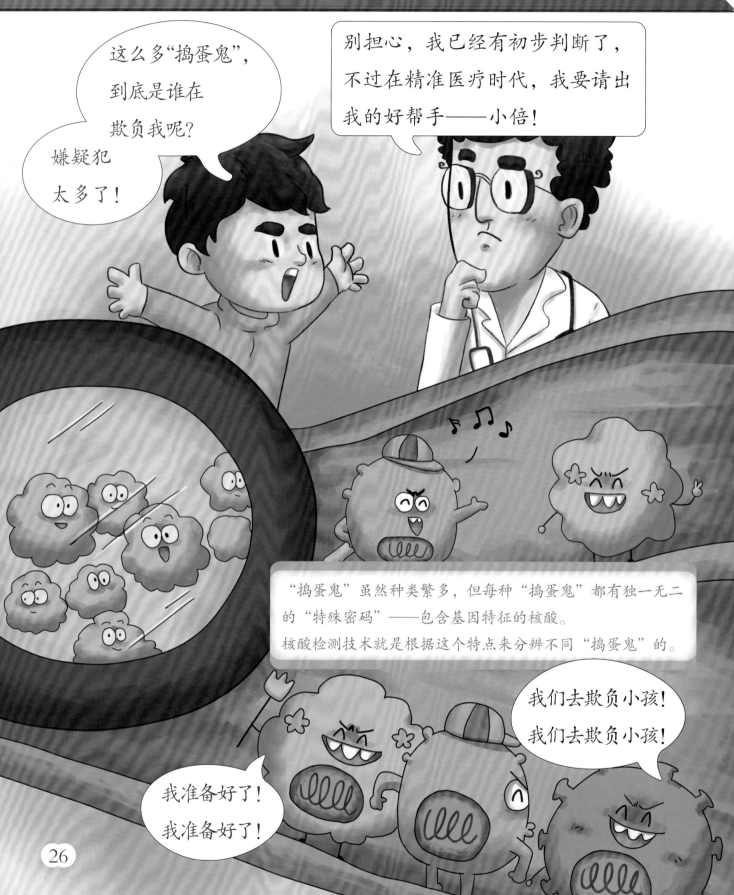

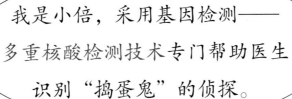

我是小倍，采用基因检测——多重核酸检测技术专门帮助医生识别"捣蛋鬼"的侦探。

我非常熟悉各种"捣蛋鬼"的基因特征，前面眼镜医生介绍的这些"捣蛋鬼"我能一次性都识别出来。

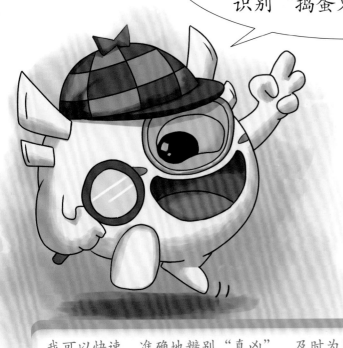

站住！哪里跑！

我可以快速、准确地辨别"真凶"，及时为医生提供正确的"破案"线索，不给"捣蛋鬼"转移阵地的时间。

太好了，小倍，快帮我看看吧！

小倍工作坊

小倍通过简单4个步骤，就可以准确识别"捣蛋鬼"的身份。

1 采集样本

采集口腔或者鼻腔里含有的"捣蛋鬼"样本。

2 提取核酸

将含有"捣蛋鬼"的"特殊密码"的核酸抓取出来。

DNA: 脱氧核糖核酸

RNA: 核糖核酸

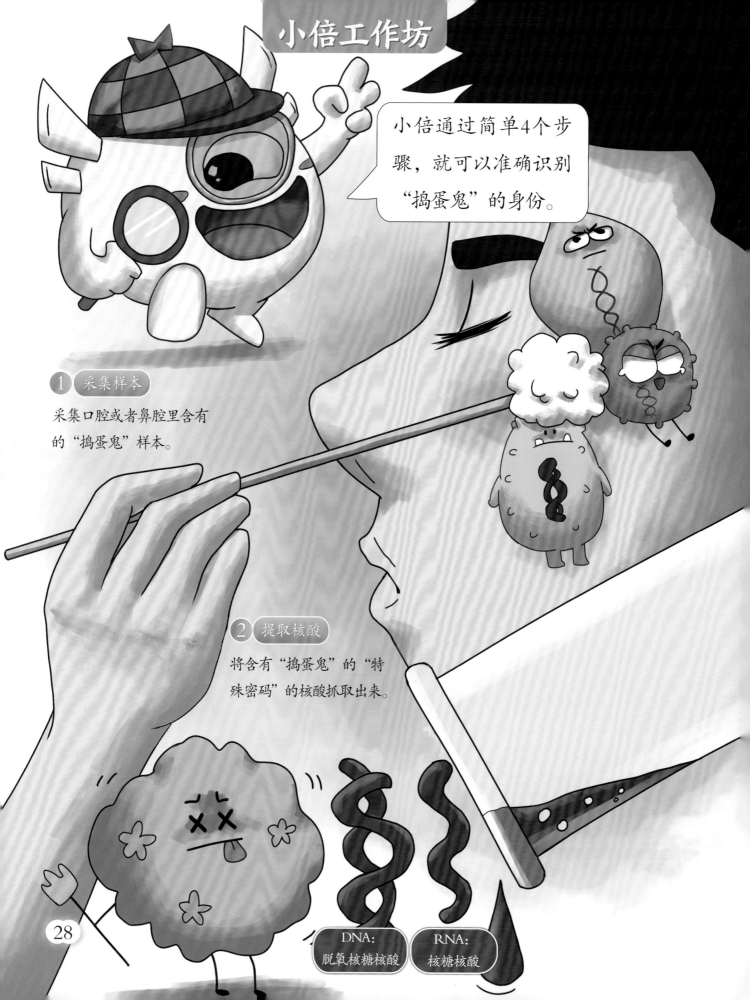

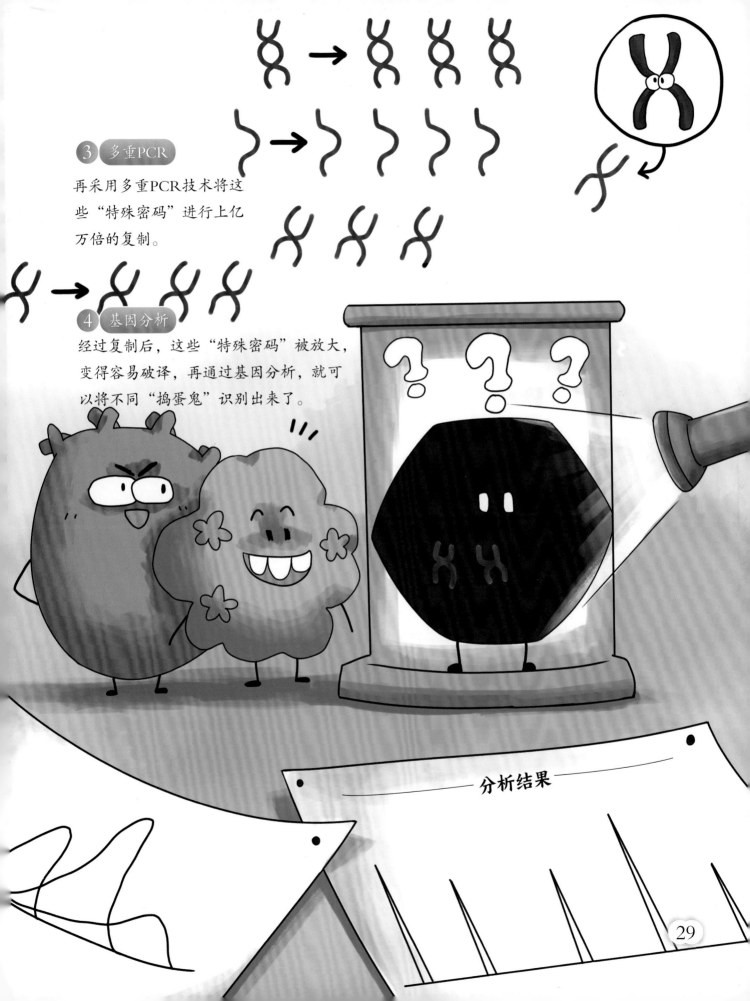

③ 多重PCR

再采用多重PCR技术将这些"特殊密码"进行上亿万倍的复制。

④ 基因分析

经过复制后,这些"特殊密码"被放大,变得容易破译,再通过基因分析,就可以将不同"捣蛋鬼"识别出来了。

分析结果

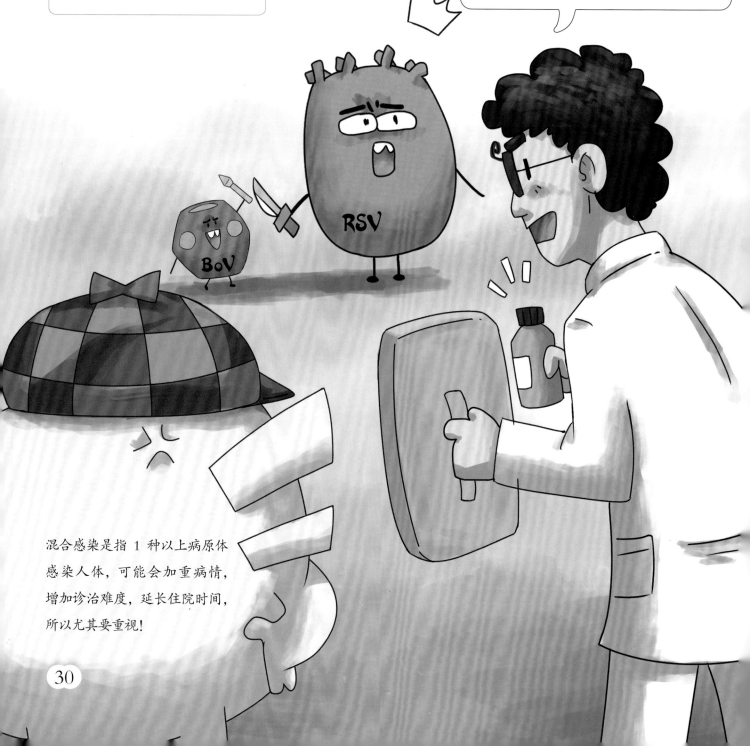

诊断报告

呼吸道合胞病毒和博卡病毒混合感染引起的肺炎。

原来是2个"捣蛋鬼"联手作案啊，怪不得害得小海住院了。尝尝我的厉害吧！

混合感染是指1种以上病原体感染人体，可能会加重病情，增加诊治难度，延长住院时间，所以尤其要重视！

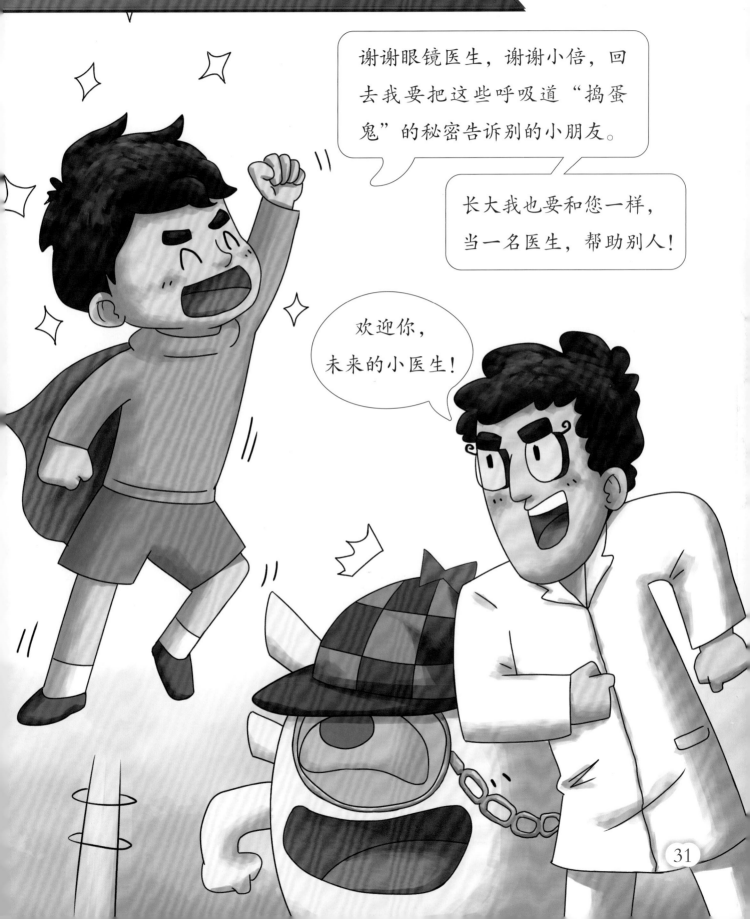

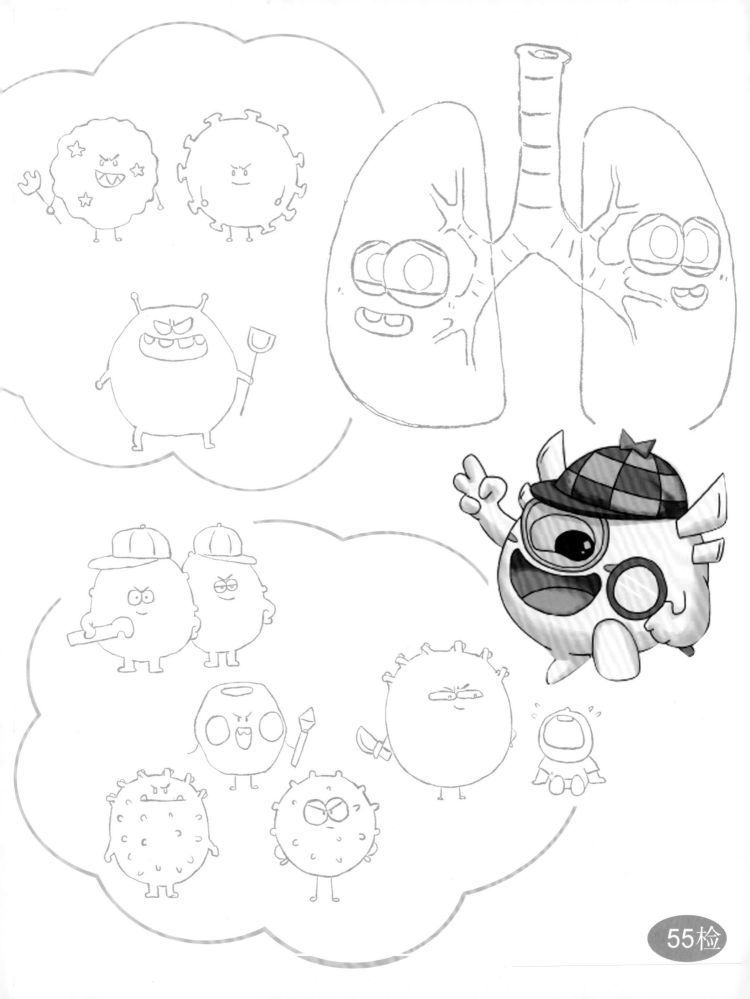

55检